CÂNCER DE PULMÃO PARA PACIENTES RECÉM-DIAGNÓSTICOS

O guia passo a passo abrangente para diagnóstico, tratamento, prevenção e reversão eficazes do carcinoma pulmonar

Dra. Racheal A. Fields

TABELA DE CONTEÚDO

INTRODUÇÃO

O rosto brilhante de Alex de repente muda para sombrio quando ele desliga o telefone com seu médico. Ele foi um arquiteto de sucesso, conhecido por sua paixão e dedicação ao seu trabalho. Ele acabara de receber a notícia mais devastadora de sua vida.

Há algumas semanas ele apresenta os seguintes sintomas: tosse persistente, dor no peito, falta de ar, respiração ofegante, rouquidão, perda de peso inexplicável e infecções respiratórias recorrentes. Ele era uma alma jovem de quarenta e poucos anos, abençoada com um sorriso caloroso e um coração cheio de sonhos. A vida sempre lhe pareceu boa e ele tinha tudo: uma família amorosa, um trabalho gratificante e amigos que compartilhavam suas risadas.

Ele teve que visitar o médico de família para tratamento e também fazer alguns exames.

Acabou de sair o resultado e o médico ligou para avisar o resultado dos exames. Ele acaba de ser diagnosticado com câncer de pulmão.

O tempo pareceu parar enquanto as palavras ecoavam em seus ouvidos, enchendo-o de medo e desespero. As cores outrora vibrantes de seu mundo se transformaram em um tom assustador de cinza, e a esperança escapou como areia pelas pontas dos dedos.

Ele tem apenas quarenta e poucos anos. Ele não é um fumante inveterado, embora fume de vez em quando e beba álcool com moderação. Sua mente continua se perguntando o que poderia estar errado. Como ele poderia ser diagnosticado com câncer de pulmão?

À medida que os dias se transformavam em noites, Alex viu-se a braços com a cruel realidade da sua condição. O fardo da incerteza pesava em seu coração, deixando-o perdido e sem esperança. Determinado a lutar por sua vida, Alex mergulhou na pesquisa sobre o câncer de pulmão, buscando todo conhecimento que pudesse encontrar.

Um dia depois de visitar o hospital para tratamento, ele decidiu ver um velho amigo pelo menos para sentir um pouco de ar fresco e conversar com alguém próximo a ele, além de sua família. No decorrer da discussão, seu amigo lhe contou sobre o livro"**Câncer de pulmão recém-diagnosticado**"que ele conhecia de alguém que foi diagnosticado e conseguiu se recuperar com a ajuda dos guias práticos nele recomendados.

Alex rapidamente entrou na Internet e encomendou o livro. O livro foi entregue a ele em poucos dias e ele começou a ler e seguir as orientações do livro. O livro se tornou o companheiro constante de Alex enquanto ele se aprofundava nas páginas, aprendendo sobre diversas opções de tratamento, mudanças no estilo de vida e histórias de sobrevivência.

Armado com novos conhecimentos, ele procurou os melhores especialistas médicos e decidiu adotar uma abordagem holística para o seu tratamento. A jornada foi árdua e houve dias em que Alex se sentiu oprimido pela dor e pela incerteza do seu futuro. Mas ele se recusou a desistir e encontrou consolo no apoio de seus amigos e familiares. Os meses se passaram e a perseverança de Alex valeu a pena.

Gradualmente, o câncer começou a regredir e a esperança brilhou em seu coração mais uma vez. Depois de uma batalha intensa, seus exames finalmente mostraram sinais de remissão. A alegria que sentiu naquele momento foi indescritível e ele sabia que tinha recebido uma segunda chance na vida.

Alex fez grandes modificações em seu modo de vida como resultado de sua recém-descoberta apreciação pelos momentos preciosos da vida. Ele adotou uma dieta mais saudável, adotou exercícios regulares e passou mais tempo se conectando com seus entes queridos.

Ele também se tornou um defensor da conscientização sobre o câncer de pulmão, compartilhando sua história para inspirar outras pessoas que enfrentam batalhas semelhantes. Com o passar dos anos, a vida de Alex floresceu como nunca antes. Ele continuou a prosperar em sua carreira, mas também encontrou tempo para seguir sua paixão pela pintura, um hobby que havia negligenciado por muito tempo. Suas pinturas capturaram a essência da esperança e da resiliência, conquistando-lhe reconhecimento no mundo da arte.

CAPÍTULO 1

VISÃO GERAL

O câncer de pulmão é um tumor maligno que se origina nos tecidos dos pulmões. É uma das formas mais comuns e mortais de cancro em todo o mundo, sendo responsável por um número significativo de mortes relacionadas com o cancro todos os anos. A doença afeta principalmente o sistema respiratório, principalmente os pulmões, e pode se espalhar para outras partes do corpo por meio de um processo denominado metástase.

INCIDÊNCIA E PREVALÊNCIA

O câncer de pulmão é a principal causa de mortes relacionadas ao câncer em homens e mulheres em todo o mundo. Estima-se que o câncer de pulmão seja responsável por aproximadamente 1 em cada 4 mortes relacionadas ao câncer. A incidência do câncer de pulmão é influenciada por vários fatores, incluindo hábitos de fumar, exposições ambientais e predisposição genética.

TIPOS DE CÂNCER DE PULMÃO
O câncer de pulmão pode ser amplamente classificado em dois tipos principais com base na aparência das células cancerígenas sob um microscópio: a) Câncer de pulmão de células não pequenas (NSCLC): Este tipo compreende a maioria (cerca de 85%) dos casos de câncer de pulmão e inclui subtipos como adenocarcinoma, carcinoma de células escamosas e carcinoma de células grandes. b) Câncer de Pulmão de Pequenas Células (CPPC): Este tipo é menos comum, mas tende a crescer e se espalhar mais rapidamente.

FATORES DE RISCO
O uso do tabaco é a principal causa de câncer de pulmão. Os fumantes correm um risco substancialmente maior de desenvolver a doença em comparação aos não fumantes. A exposição ao fumo passivo também é um factor de risco, embora o risco seja inferior

ao dos fumadores activos. Outros factores de risco incluem a exposição a poluentes ambientais (por exemplo, gás radão, amianto, agentes cancerígenos), história familiar de cancro do pulmão e certas mutações genéticas.

SINTOMAS
O câncer de pulmão pode não apresentar sintomas perceptíveis em seus estágios iniciais, dificultando sua detecção. Os sintomas comuns podem incluir tosse persistente, dor no peito, falta de ar, respiração ofegante, rouquidão, perda de peso inexplicável e infecções respiratórias recorrentes.

DIAGNÓSTICO
A detecção precoce é crítica para melhores resultados do tratamento. Os procedimentos de diagnóstico incluem exames de imagem, como radiografias de tórax, tomografia computadorizada e PET, bem como amostragem de tecido por meio de biópsia para exame anatomopatológico.

ESTADIAMENTO E TRATAMENTO

O câncer de pulmão é estadiado para determinar a extensão da doença e orientar as decisões de tratamento. As opções de tratamento dependem do estágio, do tipo do câncer e da saúde geral do paciente. Os métodos de tratamento comuns incluem cirurgia, radioterapia, quimioterapia, imunoterapia e terapia direcionada.

PROGNÓSTICO

O prognóstico varia com base em fatores como estágio do câncer, tipo, saúde geral do paciente e resposta ao tratamento. As melhores chances de um resultado positivo são fornecidas pela detecção e tratamento precoces.

PREVENÇÃO

A cessação do tabagismo e a prevenção do fumo passivo são medidas preventivas cruciais. Reduzir a exposição a agentes cancerígenos ambientais e manter um estilo de vida saudável também pode ajudar a reduzir o risco de cancro do pulmão.

PESQUISA EM ANDAMENTO

A pesquisa em andamento visa desenvolver tratamentos mais eficazes e melhorar os métodos de detecção precoce para melhorar os resultados do câncer de pulmão.

OBSERVAÇÃO: O câncer de pulmão é uma doença complexa e os casos individuais podem variar. Esta visão geral fornece uma compreensão geral da doença e seus principais aspectos. Para aconselhamento ou informações médicas específicas, consulte um profissional de saúde qualificado.

CAPÍTULO 2

ANATOMIA NORMAL E FUNÇÕES DO PULMÃO

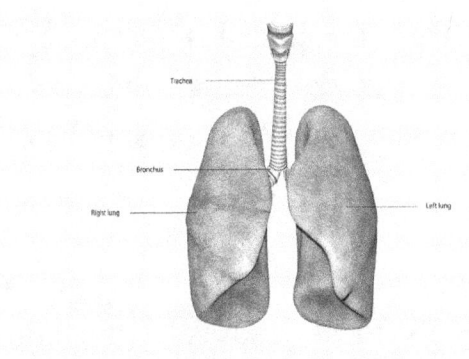

Os pulmões são órgãos vitais responsáveis pela troca de oxigênio e dióxido de carbono, desempenhando um papel crucial na respiração. Compreender sua anatomia e funções é essencial para apreciar sua importância na manutenção da saúde humana.

Anatomia: Os pulmões são um par de órgãos esponjosos em formato de cone localizados dentro da cavidade torácica, protegidos pela caixa torácica.

Existem lóbulos em cada pulmão; o pulmão direito tem três (superior, médio e inferior), enquanto o esquerdo tem dois (superior e inferior). Eles são cercados por uma fina membrana chamada pleura, que permite movimentos suaves durante a respiração.

FUNÇÕES

Troca de gás: A função básica dos pulmões é promover as trocas gasosas. O oxigênio do ar é aspirado para os pulmões durante a inalação e se difunde através da fina membrana do pulmão até a corrente sanguínea. Simultaneamente, o dióxido de carbono, um produto residual produzido pelas células, difunde-se da corrente sanguínea para os pulmões e é eliminado durante a expiração.

Respirando: Os pulmões trabalham em coordenação com o diafragma e os músculos intercostais para permitir a respiração. Durante a inspiração, o diafragma se contrai e se move para baixo, enquanto os músculos intercostais expandem a caixa torácica, permitindo que o ar flua para os pulmões. A expiração faz com que o diafragma relaxe e os músculos intercostais se contraiam, expulsando o ar dos pulmões.

Transporte de oxigênio:Uma vez absorvido pelos pulmões, o oxigênio se liga à hemoglobina nos glóbulos vermelhos e é transportado por todo o corpo através do sistema circulatório. Este sangue rico em oxigênio nutre células e tecidos, apoiando vários processos fisiológicos.

Remoção de dióxido de carbono: À medida que as células realizam atividades metabólicas, elas produzem dióxido de carbono como resíduo. O dióxido de carbono é transportado de volta aos pulmões através da corrente sanguínea, onde é expelido do corpo durante a expiração.

Regulação do equilíbrio ácido-base: Os pulmões desempenham um papel na regulação do equilíbrio ácido-base do corpo, controlando os níveis de dióxido de carbono no sangue. O dióxido de carbono, quando dissolvido no sangue, pode atuar como ácido ou base, ajudando a manter um nível de pH estável no corpo.

Filtragem e Defesa: O sistema respiratório, incluindo os pulmões, ajuda a filtrar e proteger o corpo de partículas nocivas, poluentes e microorganismos presentes no ar que respiramos. Muco e pequenas estruturas semelhantes a cabelos chamadas cílios nas vias aéreas prendem e removem essas partículas, reduzindo o risco de infecções respiratórias.

Os pulmões são órgãos notáveis responsáveis pelo processo essencial da respiração. A sua anatomia complexa e funções precisas garantem a troca de oxigénio e dióxido de carbono, apoiando a sobrevivência humana e a saúde geral. Compreender a anatomia e as funções normais dos pulmões é vital para reconhecer quaisquer desvios ou doenças que possam afetar a saúde respiratória.

CAPÍTULO 3

CAUSAS EFATORES DE RISCO

O câncer de pulmão é uma doença complexa e devastadora que surge devido ao crescimento descontrolado de células anormais nos pulmões. Embora a causa exacta do cancro do pulmão nem sempre seja clara, foram identificados vários factores de risco que aumentam significativamente a probabilidade de desenvolver esta doença maligna. A compreensão destes factores de risco é essencial tanto para a prevenção como para a detecção precoce, o que pode melhorar os resultados dos pacientes e reduzir o peso da doença.

FUMAR TABACO
Fumar tabaco é o factor de risco mais significativo para o cancro do pulmão, sendo responsável por aproximadamente 85% de todos os casos. Cigarros, charutos,

cachimbos e outros produtos de tabaco contêm substâncias cancerígenas, que são substâncias causadoras de câncer que danificam o tecido pulmonar quando inaladas.

A chance de desenvolver câncer de pulmão está diretamente relacionada à duração e intensidade do tabagismo. Mesmo a exposição ao fumo passivo pode aumentar o risco em não fumantes.

EXPOSIÇÃO A FUMO SECUNDÁRIO

Os não fumantes expostos ao fumo passivo, também conhecidos como fumantes passivos ou fumantes involuntários, apresentam risco aumentado de desenvolver câncer de pulmão. O fumo passivo contém muitos dos mesmos produtos químicos nocivos encontrados no fumo convencional, e o risco é particularmente maior para indivíduos expostos a ele por longos períodos.

EXPOSIÇÕES OCUPACIONAIS E AMBIENTAIS

A exposição ocupacional a certas substâncias pode aumentar o risco de cancro do pulmão. Os exemplos incluem amianto, gás radônio, arsênico, cromo, níquel, escapamento de diesel e alguns produtos químicos industriais. Indivíduos que trabalham na construção, mineração, manufatura e outras indústrias com potencial exposição cancerígena correm maior risco.

PREDISPOSIÇÃO GENÉTICA

Alguns indivíduos podem ter uma predisposição genética hereditária para o cancro do pulmão, o que pode aumentar a sua susceptibilidade à doença. Mutações genéticas, como nos genes BRCA2, TP53 e CHEK2, têm sido associadas a um risco elevado de cancro do pulmão em certas famílias.

HISTÓRIA DE FAMÍLIA

Indivíduos com histórico familiar de câncer de pulmão apresentam um risco ligeiramente maior de desenvolverem a doença. Fatores ambientais partilhados ou predisposição genética podem contribuir para este risco aumentado em famílias com história de cancro do pulmão.

HISTÓRICO PESSOAL DE CONDIÇÕES PULMONARES

Pessoas com histórico de certas doenças pulmonares, como doença pulmonar obstrutiva crônica (DPOC) e fibrose pulmonar, apresentam risco elevado de contrair câncer de pulmão.

IDADE E GÊNERO

O risco de câncer de pulmão aumenta com a idade e a doença é mais comum em adultos mais velhos. Historicamente, os homens correm um risco mais elevado de contrair cancro do pulmão do que as mulheres, embora esta diferença tenha vindo a diminuir nos últimos anos.

HISTÓRIA PRÉVIA DE CÂNCER DE PULMÃO

Indivíduos que tiveram câncer de pulmão no passado correm um risco aumentado de desenvolver novos tumores pulmonares, seja no mesmo pulmão ou no outro pulmão.

ESCOLHAS MÁS DE DIETA E ESTILO DE VIDA

Hábitos alimentares pouco saudáveis, falta de exercício e obesidade têm sido associados a um risco aumentado de desenvolver cancro do pulmão. Certos componentes da dieta, como o elevado consumo de carnes processadas ou a falta de frutas e vegetais, podem contribuir para o risco.

EXPOSIÇÃO A RADÔNIO

O gás radônio, um gás radioativo natural que pode se acumular nas residências, é um conhecido agente cancerígeno e uma causa significativa de câncer de pulmão em não fumantes.

POLUIÇÃO DO AR

A exposição prolongada à poluição atmosférica, especialmente em zonas urbanas com elevados níveis de partículas e outros poluentes, pode aumentar o risco de cancro do pulmão.

TERAPIA PRÉVIA DE RADIAÇÃO

Indivíduos que receberam radioterapia no tórax, geralmente para outros tipos de câncer, podem ter um risco aumentado de desenvolver câncer de pulmão mais tarde na vida.

Embora estes factores de risco possam aumentar a probabilidade de desenvolver cancro do pulmão, é essencial notar que nem todas as pessoas expostas a estes factores desenvolverão a doença. Além disso, alguns indivíduos sem quaisquer fatores de risco conhecidos ainda podem desenvolver câncer de pulmão.

Portanto, uma abordagem abrangente à prevenção do cancro do pulmão envolve a redução da exposição a factores de risco conhecidos, a adopção de um estilo de vida saudável e a promoção da detecção precoce através do rastreio de populações de alto risco. Se alguém tiver dúvidas sobre o risco de câncer de pulmão, é crucial discuti-las com um profissional de saúde que possa fornecer orientações e recomendações personalizadas.

CAPÍTULO 4

TIPOS DE CÂNCER DE PULMÃO:ENTENDENDO OS SUBTIPOS DISTINTOS

O câncer de pulmão, uma doença heterogênea, compreende diferentes subtipos com características celulares e comportamentos clínicos variados. O reconhecimento desses tipos distintos é essencial para um diagnóstico preciso, seleção de tratamento apropriado e melhores resultados para os pacientes.

CÂNCER DE PULMÃO DE CÉLULAS NÃO PEQUENAS (NSCLC)

- **Adenocarcinoma**: O subtipo mais prevalente de CPNPC, frequentemente encontrado nas regiões externas dos pulmões. É comumente associada a história de tabagismo ou exposição a carcinógenos ambientais. O adenocarcinoma se origina nas células glandulares que revestem as vias aéreas e pode apresentar vários padrões de crescimento, como lepídico, acinar, papilar e sólido. Tende a ocorrer tanto em fumantes quanto em não fumantes.

- **Carcinoma de células escamosas**:
Predominantemente localizado nas vias aéreas centrais, o carcinoma espinocelular está intimamente associado ao tabagismo. Surge das células escamosas que revestem os brônquios e pode formar estruturas queratinizadas. O exame histológico revela características distintas, facilitando o diagnóstico preciso.

- SCLC é um subtipo de câncer de pulmão altamente agressivo e de rápido crescimento. É responsável por uma porcentagem menor de casos em comparação com o NSCLC. Este câncer está fortemente associado ao tabagismo e surge a partir de células neuroendócrinas nos brônquios e bronquíolos. O CPPC é caracterizado por sua rápida proliferação, metástase precoce e alta resposta à quimioterapia inicial, o que o diferencia do CPNPC.

OUTROS SUBTIPOS RAROS

- **Carcinoma de Grandes Células**: Uma variante menos comum do CPNPC, o carcinoma de células grandes não possui as características distintivas do adenocarcinoma e do carcinoma de células escamosas. Freqüentemente se apresenta como tumores grandes com células pouco diferenciadas.

- **Tumores Carcinóides:** Esses tumores neuroendócrinos de crescimento lento são menos agressivos que o CPPC e o NSCLC. Eles representam uma pequena percentagem de cancros do pulmão e muitas vezes têm um prognóstico favorável quando detectados precocemente.

- **Carcinoma Pleomórfico**: Subtipo raro e agressivo de CPNPC, o carcinoma pleomórfico apresenta aparência indiferenciada e vários componentes celulares, tornando seu diagnóstico desafiador.

- **Tumores do tipo glândula salivar:** Esses tumores incomuns se assemelham aos cânceres das glândulas salivares e apresentam características histológicas específicas.

O câncer de pulmão abrange subtipos distintos com diversas características celulares e comportamentos clínicos.
A identificação precisa desses tipos é crucial para adaptar estratégias de tratamento eficazes e otimizar o atendimento ao paciente. Ao compreender as características únicas de cada subtipo, os profissionais de saúde podem tomar decisões informadas, levando a melhores resultados e avanços no tratamento do cancro do pulmão. A detecção precoce, o diagnóstico preciso e os tratamentos personalizados são essenciais na luta contínua contra esta doença mortal.

CAPÍTULO 5

ESTÁGIOS DO CÂNCER DE PULMÃO E CLASSIFICAÇÃO

O câncer de pulmão é estadiado para determinar a extensão da doença e orientar as decisões de tratamento. O estadiamento ajuda os profissionais de saúde a compreender o quão avançado está o câncer, o potencial de propagação para outras partes do corpo e o prognóstico do paciente.

O sistema de estadiamento primário para câncer de pulmão é o sistema de estadiamento TNM, que avalia o tamanho do tumor (T), o envolvimento dos linfonodos (N) e as metástases à distância (M).

Estágio 0 (Carcinoma in situ): O câncer de pulmão em estágio 0 é o estágio inicial, em que as células cancerígenas estão confinadas ao revestimento interno das vias aéreas e não invadiram os tecidos pulmonares mais profundos. Nesta fase, o cancro não se espalhou para os gânglios linfáticos próximos ou locais distantes. Também é conhecido como carcinoma in situ ou câncer pré-invasivo.

Estágio I: O câncer de pulmão em estágio I é dividido em dois subestágios, IA e IB, dependendo do tamanho do tumor e da invasão.

- **Estágio de IA**: Nesta fase, o tumor é pequeno, geralmente com menos de 3 cm de tamanho e confinado ao pulmão. Não se moveu para os gânglios linfáticos circundantes ou para locais distantes.
- **Estágio IB**: o tumor é ligeiramente maior (entre 3 cm a 4 cm) ou pode ter se espalhado para o brônquio principal, o revestimento interno do pulmão ou a pleura visceral (o revestimento que cobre o pulmão). Não há envolvimento de linfonodos

ou metástases à distância.

Estágio II: O câncer de pulmão em estágio II também é dividido em dois subestágios, IIA e IIB, dependendo do tamanho e da propagação do tumor.

- **Estágio IIA:** O tumor é maior (entre 4 cm a 5 cm) ou pode ter invadido estruturas próximas, como parede torácica, diafragma, pleura ou brônquio principal. O câncer pode ter se espalhado para gânglios linfáticos próximos, mas não para locais distantes.
- **Estágio IIB**: nesta fase, o tumor é maior (entre 5 cm a 7 cm) e pode ter se espalhado para os gânglios linfáticos próximos, ou o tamanho do tumor é menor (menos de 5 cm), mas se espalhou para os gânglios linfáticos próximos. Não ocorreu metástase à distância.

Estágio III: O câncer de pulmão em estágio

III é dividido em três subestágios, IIIA, IIIB e IIIC, com base na extensão do crescimento do tumor e no envolvimento dos linfonodos.

- **Estágio IIIA:** O tumor é maior e pode envolver estruturas como o coração, os principais vasos sanguíneos, o esôfago ou a parede torácica.
  O câncer se espalhou para os gânglios linfáticos do mesmo lado do tórax que o tumor primário, mas não atingiu locais distantes.
- **Estágio IIIB:** O câncer se espalhou para os gânglios linfáticos do mesmo lado do tórax que o tumor primário e também invadiu estruturas críticas, como coração, traquéia, esôfago ou vasos sanguíneos. Não ocorreu metástase à distância.
- **Estágio IIIC**: O câncer pode ter se espalhado para os gânglios linfáticos do mesmo lado ou do lado oposto do tórax do tumor primário e pode envolver os gânglios linfáticos acima da clavícula. Não ocorreu metástase à

distância.

Estágio IV: O câncer de pulmão em estágio IV, também conhecido como câncer metastático, é uma forma avançada e agressiva da doença na qual o câncer se espalhou do local primário para órgãos distantes ou nódulos linfáticos. Nesta fase, o câncer é considerado avançado e desafiador, e a abordagem do tratamento visa controlar os sintomas, melhorar a qualidade de vida do paciente e prolongar a sobrevida.

As decisões de tratamento para o câncer em estágio IV dependem de vários fatores, incluindo o tipo e localização do câncer primário, a extensão da metástase, a saúde geral do paciente e suas preferências de tratamento.
O estadiamento do câncer de pulmão é um processo crítico para determinar a extensão da doença e orientar as decisões de tratamento. Cada estágio possui características específicas que influenciam o prognóstico e as opções de tratamento.

A detecção precoce e a intervenção oportuna são cruciais para melhorar os resultados e as taxas de sobrevivência. É essencial que os indivíduos em risco ou com sintomas relacionados ao câncer de pulmão procurem atendimento médico imediatamente para avaliação e diagnóstico adequados.

CAPÍTULO 6

SINAIS E SINTOMAS

O câncer de pulmão é uma doença grave e potencialmente fatal que pode apresentar uma série de sintomas. Os sinais e sintomas do câncer de pulmão podem variar dependendo do tipo de câncer de pulmão, do seu estágio e da localização do tumor. Em alguns casos, o câncer de pulmão pode não causar sintomas perceptíveis em seus estágios iniciais, tornando a detecção precoce um desafio.

Reconhecer e compreender os sintomas comuns do cancro do pulmão é crucial para o diagnóstico precoce e a intervenção atempada, o que pode ter um impacto significativo nos resultados do tratamento e na sobrevivência global.

1. Tosse persistente:
- A tosse crônica ou persistente é um

dos sintomas mais comuns do câncer
de pulmão.

- A tosse pode ser seca ou produzir
muco (expectoração) e muitas vezes
piora com o tempo.

2. Falta de ar:

- O câncer de pulmão pode obstruir as
passagens de ar ou causar inflamação
nos pulmões, causando falta de ar,
especialmente durante atividades
físicas.

3. Dor no peito:

- O câncer de pulmão pode causar dor
ou desconforto localizado no peito
que pode piorar com respiração
profunda, tosse ou riso.

4. Rouquidão ou alterações na voz:

- Tumores localizados próximos às vias
aéreas superiores podem afetar as
cordas vocais, causando rouquidão ou
alterações na voz.

5. Chiado no peito:

- A obstrução das vias aéreas por
tumores pulmonares pode causar
sibilos, um assobio agudo durante a

respiração.

6. Perda de peso inexplicável:

- Muitos indivíduos com câncer de pulmão apresentam perda de peso inexplicável, muitas vezes devido à perda de apetite ou aos efeitos metabólicos do câncer.

7. Fadiga e Fraqueza:

- O câncer de pulmão pode causar fadiga e fraqueza, que podem ser resultado dos esforços do corpo para combater a doença ou a anemia.

8. Infecções respiratórias recorrentes:

- Algumas pessoas com câncer de pulmão podem apresentar infecções respiratórias persistentes, como pneumonia ou bronquite.

9. Tosse com Sangue (Hemoptise):

- Tossir sangue, mesmo em pequenas quantidades, pode ser um sinal de câncer de pulmão ou outras doenças respiratórias.

10. Inchaço no rosto ou pescoço:

- Os tumores pulmonares localizados perto dos principais vasos sanguíneos podem causar inchaço na face ou pescoço devido ao bloqueio do fluxo sanguíneo.

11. Dor óssea:

- O câncer de pulmão avançado que se espalhou (metástase) para os ossos pode causar dor óssea, especialmente nas costas, quadris ou outras áreas afetadas.

12. Dores de cabeça e sintomas neurológicos:

- As metástases no cérebro podem causar dores de cabeça, convulsões, tonturas ou outros sintomas neurológicos.

É crucial observar que esses sintomas podem ser indicativos de várias condições respiratórias ou médicas além do câncer de pulmão. Porém, se algum desses sintomas persistir ou piorar, principalmente em indivíduos com fatores de risco como histórico de tabagismo ou exposição a agentes cancerígenos, é fundamental procurar atendimento médico imediatamente.

A detecção e o diagnóstico precoces do câncer de pulmão podem melhorar significativamente os resultados do tratamento. Vários testes de diagnóstico, como estudos de imagem (radiografias de tórax, tomografia computadorizada, PET) e biópsia de tecido, são usados para confirmar a presença de câncer de pulmão e determinar seu tipo e estágio.

Se houver suspeita de câncer de pulmão, um profissional de saúde, geralmente um pneumologista ou oncologista, orientará o paciente nos exames necessários e recomendará um plano de tratamento adequado com base no diagnóstico específico. Check-ups e rastreios regulares para indivíduos de alto risco são essenciais para a detecção precoce e intervenção atempada em casos de cancro do pulmão.

DIAGNÓSTICO E TESTES

DIAGNÓSTICO
O diagnóstico do câncer de pulmão envolve

uma série de testes e procedimentos destinados a confirmar a presença do câncer, determinar seu tipo e estágio e orientar as decisões de tratamento adequadas. O diagnóstico precoce e preciso é crucial para melhorar os resultados do tratamento e a sobrevivência do paciente.

O processo de diagnóstico normalmente envolve uma abordagem multidisciplinar, com profissionais de saúde como pneumologistas, radiologistas, patologistas e oncologistas trabalhando juntos para fornecer o melhor atendimento possível ao paciente.

1. História do Paciente e Exame Físico:

- O processo de diagnóstico começa com uma revisão completa do histórico médico do paciente, incluindo fatores de risco como hábitos de fumar, exposição a carcinógenos ambientais e histórico familiar de câncer de pulmão.
- Um exame físico é realizado para

avaliar a saúde geral do paciente, a função respiratória e quaisquer sintomas perceptíveis.

2. Estudos de imagem:
- Radiografia de tórax: Um teste de imagem inicial padrão usado para detectar sombras ou massas pulmonares anormais. No entanto, pode não ser sensível o suficiente para detectar pequenos tumores.
- Tomografia Computadorizada (TC) Técnica de imagem mais detalhada que fornece imagens transversais dos pulmões, permitindo melhor visualização dos tumores e suas características.
- Tomografia por emissão de pósitrons (PET) Um teste de imagem funcional que usa um traçador radioativo para detectar áreas de atividade metabólica aumentada, ajudando a identificar tecido canceroso e avaliar a extensão da disseminação do câncer (metástase).

3. Biópsia e amostragem de tecidos:

- Um diagnóstico definitivo de câncer de pulmão requer uma biópsia, onde uma amostra de tecido suspeito é removida para exame microscópico.
- Diferentes métodos de biópsia incluem broncoscopia (usando um tubo fino e flexível para coletar tecido das vias aéreas), biópsia por agulha (guiada por imagem para alcançar nódulos pulmonares) e biópsia cirúrgica (remoção de uma amostra maior de tecido por meio de cirurgia).

4. Análise Histopatológica:

- O tecido biopsiado é enviado a um patologista para análise histopatológica, onde é examinado ao microscópio para determinar a presença de células cancerosas e seu tipo (câncer de pulmão de células não pequenas ou câncer de pulmão de células pequenas).
- A análise também pode incluir testes adicionais para avaliar o perfil

genético do tumor e identificar mutações específicas que poderiam ser alvo de terapias de precisão.

5. Preparação e Classificação:
- O estadiamento é o processo de determinar a extensão e disseminação do câncer de pulmão no corpo. O sistema de estadiamento mais comumente usado para câncer de pulmão é o sistema TNM, que considera o tamanho do tumor, o envolvimento dos linfonodos e as metástases.
- A classificação envolve avaliar a aparência e o comportamento das células cancerígenas para determinar o quão agressivo é o tumor.

6. Testes Moleculares e Análise Genética:
- Os testes moleculares envolvem o exame das células cancerosas em busca de mutações genéticas específicas ou biomarcadores que podem influenciar as decisões de

tratamento, como terapias direcionadas ou imunoterapias.

- A análise genética ajuda a identificar fatores hereditários que podem contribuir para o risco de câncer de pulmão, principalmente em indivíduos com histórico familiar da doença.

7. Confirmação do diagnóstico e planejamento do tratamento:

- Uma vez obtidos todos os resultados dos testes diagnósticos, uma equipe multidisciplinar de profissionais de saúde se reúne para confirmar o diagnóstico e o estágio do câncer de pulmão.
- O plano de tratamento é desenvolvido com base no tipo e estágio específicos do câncer de pulmão, na saúde geral do paciente e nas preferências individuais.

TESTES

Os testes desempenham um papel crucial no

diagnóstico, estadiamento e monitoramento do câncer de pulmão. Uma variedade de testes são usados para detectar a presença de câncer de pulmão, determinar seu tipo e estágio, avaliar sua extensão de disseminação e orientar as decisões de tratamento. Esses testes são normalmente realizados por uma equipe de profissionais de saúde, incluindo pneumologistas, radiologistas, patologistas e oncologistas, para garantir uma avaliação precisa e abrangente da doença.

1. Testes de imagem:
- **Raio-x do tórax**: Um exame de imagem padrão que utiliza radiação de baixa dose para produzir imagens do tórax. Muitas vezes é o primeiro teste usado para identificar sombras ou massas pulmonares anormais.
- **Tomografia Computadorizada (TC)**: esta técnica de imagem fornece imagens transversais detalhadas dos pulmões, permitindo melhor visualização de tumores, gânglios

linfáticos e outras estruturas. A tomografia computadorizada é crucial para diagnosticar o câncer de pulmão e determinar seu estágio.

- **Imagem por ressonância magnética (MRI):**Em alguns casos, uma ressonância magnética pode ser usada para fornecer imagens mais detalhadas, especialmente ao avaliar o envolvimento de estruturas próximas ou do cérebro.

- **Tomografia por emissão de pósitrons (PET).** Um teste de imagem funcional que utiliza um traçador radioativo para detectar áreas de aumento da atividade metabólica. Ajuda a identificar o tecido canceroso e a avaliar a extensão da propagação do câncer (metástase) além dos pulmões.

2. Biópsia e amostragem de tecidos:

- **Broncoscopia**: Procedimento em que um tubo fino e flexível com uma câmera (broncoscópio) é inserido através do nariz ou da boca para coletar amostras de tecido das vias aéreas para exame.

- **Biópsia por agulha:** Usando orientação por imagem (TC ou ultrassom), uma agulha de biópsia é inserida através da parede torácica para obter amostras de tecido de nódulos ou massas pulmonares.

- **Biópsia Cirúrgica**: Nos casos em que a broncoscopia ou a biópsia por agulha não são viáveis, um procedimento cirúrgico pode ser realizado para remover uma amostra maior de tecido para análise.

3. Análise Histopatológica:

- Depois de obter amostras de tecido, um patologista as examina sob um microscópio para determinar se há células cancerígenas presentes e para identificar o tipo de câncer de pulmão (câncer de pulmão de células não pequenas ou câncer de pulmão de células pequenas).

- A análise também pode incluir testes adicionais para avaliar o perfil genético do tumor e identificar mutações específicas que poderiam ser alvo de terapias de precisão.

4. Testes Moleculares e Análise Genética:

- **Teste Molecular**: As células cancerosas podem ser testadas para mutações genéticas específicas ou biomarcadores que possam influenciar as decisões de tratamento, como terapias direcionadas ou imunoterapias.
- **Análise Genética**: Identifica fatores hereditários que podem contribuir para o risco de câncer de pulmão, especialmente em indivíduos com histórico familiar da doença.

5. Testes de preparação:

- **Mediastinoscopia:** Um procedimento cirúrgico para coletar amostras de gânglios linfáticos na área central do tórax para determinar se o câncer se espalhou para os gânglios linfáticos próximos.

- **Ultrassom endobrônquico (EBUS)**: Uma técnica que combina broncoscopia e ultrassom para coletar amostras de gânglios linfáticos próximos às vias aéreas.
- **Ultrassom Endoscópico (EUS)**: Uma abordagem semelhante ao EBUS, mas utiliza um endoscópio através do esôfago para coletar amostras de gânglios linfáticos próximos aos pulmões.
- **Toracocentese**: Se houver acúmulo de líquido no tórax (derrame pleural), uma amostra poderá ser removida através de uma agulha para análise.

6. Testes de Função Pulmonar:
- Esses testes avaliam a função pulmonar e ajudam a avaliar o impacto do câncer de pulmão na capacidade respiratória e na saúde respiratória.

7. Exames de sangue:

- Exames de sangue podem ser usados para avaliar a saúde geral, incluindo a função hepática e renal, bem como marcadores tumorais associados ao câncer de pulmão.

8. Varreduras ósseas e imagens cerebrais:

- Exames de imagem adicionais, como cintilografia óssea ou imagens cerebrais (ressonância magnética ou tomografia computadorizada), podem ser realizados para detectar qualquer disseminação potencial do câncer para essas áreas.

9. Biópsias Líquidas:

- Uma abordagem mais recente que analisa células tumorais circulantes (CTCs) ou DNA livre de células no sangue para detectar mutações genéticas e avaliar as características do tumor.

Testes abrangentes são vitais para diagnosticar com precisão o câncer de pulmão, determinar seu estágio e perfil molecular e desenvolver um plano de tratamento individualizado. A detecção precoce através de rastreios apropriados e da consciência dos factores de risco pode levar a uma intervenção atempada, melhorando potencialmente os resultados do tratamento e o prognóstico do paciente.

O acompanhamento e monitoramento regulares são essenciais para avaliar a resposta ao tratamento e detectar qualquer recorrência do câncer. A detecção precoce e o diagnóstico preciso são essenciais para fornecer o tratamento mais eficaz e personalizado para o câncer de pulmão. Os rastreios regulares e a sensibilização para os factores de risco podem ajudar a identificar a doença numa fase inicial, conduzindo a melhores resultados e a uma melhor qualidade de vida dos pacientes afectados pelo cancro do pulmão.

CAPÍTULO 7

OPÇÕES DE TRATAMENTO E GERENCIAMENTO

O câncer de pulmão é uma doença complexa com várias opções de tratamento e estratégias de manejo adaptadas à condição única de cada paciente. A abordagem ao cancro do pulmão envolve uma equipa multidisciplinar de profissionais de saúde que trabalham em conjunto para prestar o melhor cuidado possível.

As decisões de tratamento são baseadas em fatores como o tipo e estágio do câncer de pulmão, a saúde geral do paciente e suas preferências de tratamento. Os objetivos principais são alcançar o controle ideal do tumor, melhorar a qualidade de vida e abordar os aspectos físicos, emocionais e psicológicos da doença.

OPÇÕES DE TRATAMENTO:

1. Tratamento Cirúrgico:

- A cirurgia é uma opção de tratamento comum para o câncer de pulmão em estágio inicial, onde o tumor está localizado e não se espalhou para locais distantes.
- Diferentes procedimentos cirúrgicos podem ser realizados, dependendo do tamanho do tumor, da localização e do estado geral de saúde do paciente. Esses incluem:
  - **Lobectomia**: Remoção do lobo afetado do pulmão.
  - **Pneumonectomia:** Remoção completa de um pulmão.
  - **Segmentectomia ou ressecção em cunha:** Remoção de uma porção menor do pulmão contendo o tumor.
  - Técnicas minimamente invasivas, como a cirurgia toracoscópica videoassistida (VATS), são cada vez mais utilizadas para reduzir o trauma

cirúrgico e promover uma recuperação mais rápida.

- A radioterapia usa raios X de alta energia ou outras fontes de radiação para atingir e destruir as células cancerígenas.
- Pode ser usado como tratamento primário para câncer de pulmão localizado, como terapia adjuvante após cirurgia ou para aliviar sintomas em casos avançados (radiação paliativa).
- Técnicas como a radioterapia corporal estereotáxica (SBRT) fornecem doses altamente precisas de radiação ao tumor, minimizando a exposição a tecidos saudáveis.

- A quimioterapia usa drogas poderosas para matar ou retardar o crescimento das células cancerígenas.
- Pode ser administrado como

tratamento sistêmico (intravenoso ou oral) para atingir células cancerígenas em todo o corpo.

- Em alguns casos, a quimioterapia neoadjuvante ou adjuvante é administrada antes ou depois da cirurgia para reduzir os tumores ou prevenir a recorrência do câncer.

4. Imunoterapia:

- A imunoterapia aproveita o sistema imunológico do corpo para reconhecer e atacar as células cancerígenas de forma mais eficaz.
- Os inibidores de checkpoint, como os inibidores PD-1 e PD-L1, são comumente usados para bloquear proteínas específicas que impedem que as células imunológicas ataquem as células cancerígenas.
- A imunoterapia é particularmente eficaz para certos tipos de cancro do pulmão e pode ser utilizada em fases avançadas ou em combinação com outros tratamentos.

5. Terapia direcionada:

- As terapias direcionadas concentram-se em mutações genéticas específicas ou alterações moleculares que impulsionam o crescimento do câncer.

- Estas terapias bloqueiam a ação de moléculas ou vias específicas envolvidas no desenvolvimento do cancro, levando à destruição direcionada das células cancerígenas.

- As terapias direcionadas são mais precisas e podem ser mais eficazes do que a quimioterapia tradicional, com potencialmente menos efeitos colaterais.

6. Terapia Combinada:

- Em muitos casos, o tratamento do cancro do pulmão envolve uma combinação de diferentes modalidades para maximizar a eficácia e controlar a propagação do cancro.

- A terapia combinada pode incluir

cirurgia com quimioterapia ou radiação adjuvante, ou uma combinação de quimioterapia e imunoterapia.

ESTRATÉGIAS DE GESTÃO:

1. **Detecção Precoce e Triagem**: A detecção precoce do câncer de pulmão pode melhorar significativamente os resultados do tratamento. Indivíduos de alto risco, como fumantes atuais ou ex-fumantes, podem se beneficiar de exames regulares por meio de tomografia computadorizada de baixa dose.

2. **Abordagem multidisciplinar:** O manejo do câncer de pulmão requer um esforço colaborativo entre vários profissionais de saúde, incluindo oncologistas, pneumologistas, cirurgiões, oncologistas de radiação, patologistas e especialistas em cuidados de suporte. Uma equipe multidisciplinar garante que todos os aspectos do atendimento ao paciente

sejam abordados de forma abrangente.

3. **Planos de tratamento personalizados:** O plano de tratamento de cada paciente é individualizado com base nas características específicas da doença, na saúde geral e nos objetivos do tratamento. O tratamento personalizado visa otimizar a eficácia do tratamento e minimizar os efeitos colaterais.

4. **Cuidados de suporte**: Os cuidados de suporte são parte integrante do tratamento do câncer de pulmão, concentrando-se no manejo dos sintomas, no alívio da dor, no apoio emocional e no atendimento às necessidades psicossociais. Os cuidados paliativos visam melhorar a qualidade de vida do paciente, principalmente nas fases avançadas da doença.

5. **Ensaios clínicos e tratamentos emergentes**: A participação em ensaios clínicos pode ser uma opção

para pacientes elegíveis, proporcionando acesso a novos tratamentos e terapias ainda não amplamente disponíveis. Pesquisas em andamento buscam avançar no manejo do câncer de pulmão e melhorar os resultados dos pacientes.

6. **Cessação do tabagismo e mudanças no estilo de vida**: Incentivar a cessação do tabagismo e a adoção de um estilo de vida saudável pode melhorar o bem-estar geral do paciente e reduzir o risco de recorrência do câncer.

7. **Apoio Psicológico e Emocional:**O diagnóstico e tratamento do câncer de pulmão podem ter um impacto emocional profundo nos pacientes e suas famílias. Fornecer apoio psicológico, aconselhamento e acesso a grupos de apoio pode ajudar os pacientes a lidar com os desafios da doença.

O tratamento e gestão eficazes do cancro do

pulmão requerem uma abordagem abrangente e centrada no paciente, tendo em conta as características da doença do indivíduo e o bem-estar geral. A detecção precoce, a intervenção imediata e o cuidado integral são essenciais para alcançar os melhores resultados possíveis e melhorar a qualidade de vida dos pacientes afectados pelo cancro do pulmão.

O acompanhamento e monitorização regulares são cruciais para avaliar a resposta ao tratamento e detectar qualquer recorrência do cancro ou novos desenvolvimentos. Pesquisas e avanços contínuos no tratamento do câncer de pulmão oferecem esperança de melhores opções de tratamento e aumento das taxas de sobrevivência no futuro.

EFEITOS COLATERAIS DE DIFERENTES OPÇÕES DE TRATAMENTO

Embora as opções de tratamento do câncer de pulmão visem combater a doença e melhorar os resultados dos pacientes, elas também podem apresentar efeitos colaterais que variam de acordo com a modalidade de tratamento específica utilizada. Os pacientes e os profissionais de saúde precisam estar cientes desses potenciais efeitos colaterais para gerenciá-los de forma eficaz e melhorar a qualidade de vida do paciente. Aqui está uma visão geral dos efeitos colaterais associados às diferentes opções de tratamento para câncer de pulmão:

1.Cirurgia:

- Os efeitos colaterais comuns após a cirurgia de câncer de pulmão incluem dor e desconforto no local da incisão.
- Os pacientes podem sentir falta de ar e redução da capacidade pulmonar temporariamente após a cirurgia.
- Infecções, sangramentos e complicações da ferida são possíveis, mas relativamente raros.
- Nos casos de pneumonectomia (remoção completa do pulmão), os pacientes podem apresentar alterações

prolongadas na respiração e na atividade física.

2. Radioterapia:

- A radioterapia pode causar fadiga, que pode persistir durante todo o tratamento e por algum tempo depois.
- Podem ocorrer reações cutâneas, como vermelhidão, coceira e ressecamento na área tratada.
- A radiação na área do peito pode causar dificuldade temporária em engolir (esofagite) e inflamação pulmonar (pneumonite por radiação).
- Os efeitos colaterais de longo prazo podem incluir cicatrizes pulmonares (fibrose por radiação) e problemas cardíacos em alguns casos.

3. Quimioterapia:

- A quimioterapia pode causar uma série de efeitos colaterais, que variam dependendo dos medicamentos utilizados e da resposta do indivíduo. Os efeitos colaterais comuns incluem:

- Nausea e vomito
- Fadiga
- Perda de cabelo (alopecia)
- Diminuição do apetite e perda de peso
- Aumento do risco de infecções devido à diminuição da imunidade
- Anemia (baixa contagem de glóbulos vermelhos) e aumento do risco de sangramento

4. Imunoterapia:
- A imunoterapia pode levar a efeitos colaterais relacionados ao sistema imunológico, conhecidos como eventos adversos relacionados ao sistema imunológico (irAEs). Estes podem afetar vários órgãos e sistemas do corpo. Os irAEs comuns incluem:
  - Erupção cutânea ou coceira
  - Diarréia ou colite
  - Pneumonite (inflamação pulmonar)
  - Hepatite (inflamação do fígado)

- Disfunção da glândula endócrina (por exemplo, disfunção da tireoide)

5. Terapia direcionada:

- Os efeitos colaterais da terapia direcionada podem variar dependendo do medicamento específico e da via direcionada. Os efeitos colaterais comuns podem incluir:
  - Erupção cutânea ou outras alterações cutâneas
  - Diarréia ou desconforto gastrointestinal
  - Fadiga
  - Pressão alta (hipertensão)

6. Terapia Combinada:

- As terapias combinadas, que podem envolver uma combinação de cirurgia, radiação, quimioterapia, imunoterapia ou terapia direcionada, podem levar a uma combinação de efeitos colaterais de cada modalidade de tratamento utilizada.

7. Efeitos colaterais gerais:

- Independentemente da opção de tratamento específica utilizada, os pacientes com câncer de pulmão podem apresentar efeitos colaterais gerais, como fadiga, alterações no apetite, alterações de humor e alterações de peso.

É essencial que os pacientes comuniquem abertamente com a equipe de saúde sobre quaisquer efeitos colaterais que experimentem durante o tratamento. Os prestadores de cuidados de saúde podem oferecer intervenções e ajustes para gerir eficazmente os efeitos secundários, reduzindo potencialmente o seu impacto no bem-estar do paciente.

Os efeitos colaterais são geralmente temporários e podem desaparecer após o término do tratamento. No entanto, se os efeitos secundários se tornarem graves ou afetarem significativamente a qualidade de vida do paciente, a equipa de saúde pode considerar modificar o plano de tratamento para garantir o melhor resultado possível para o paciente.

GERENCIANDO SINTOMAS E EFEITOS COLATERAIS

O gerenciamento de sintomas e efeitos colaterais é parte integrante do cuidado integral para indivíduos em tratamento de câncer de pulmão. O objetivo é melhorar a qualidade de vida do paciente, reduzir o desconforto e melhorar o bem-estar geral durante a jornada de tratamento.

Aqui estão algumas estratégias para gerenciar eficazmente os sintomas e efeitos colaterais:

- **Comunicação aberta com a equipe de saúde:**

  Mantenha uma comunicação aberta e honesta com sua equipe de saúde sobre quaisquer sintomas ou efeitos colaterais que você sentir. Isso permite que eles abordem suas preocupações e ajustem o plano de tratamento, se necessário.

- **Siga o Plano de Tratamento:**
Siga o plano de tratamento prescrito conforme indicado pela sua equipe de saúde. Isso pode envolver tomar medicamentos conforme programado, comparecer às consultas e seguir as recomendações de estilo de vida.

- **Cuidados de Suporte e Medicina Paliativa:**
Considere envolver-se com serviços de cuidados de suporte ou medicina paliativa, que se concentram na gestão dos sintomas, no alívio da dor e na resposta às necessidades psicossociais. Esses especialistas trabalham junto com sua equipe primária de oncologia para melhorar sua qualidade de vida.

- **Gerenciar a dor de forma eficaz:**
Se sentir dor, informe imediatamente

a sua equipe de saúde. Eles podem prescrever analgésicos apropriados ou recomendar outras técnicas de controle da dor, como exercícios de relaxamento, fisioterapia ou acupuntura.

- **Nutrição e Hidratação:**
  Mantenha uma dieta bem balanceada para apoiar o sistema imunológico e a saúde geral do seu corpo. A hidratação adequada também é essencial para controlar possíveis efeitos colaterais, como boca seca e náusea.

- **Abordar náuseas e vômitos:**
  Se sentir náuseas e vômitos devido à quimioterapia ou outros tratamentos, sua equipe de saúde poderá prescrever medicamentos antieméticos para aliviar esses sintomas.

- **Gerenciamento de fadiga:**
  O efeito colateral usual do tratamento

do câncer é a fadiga. É essencial equilibrar descanso e atividade. Pratique atividades físicas leves e considere incorporar técnicas de relaxamento, como meditação ou ioga, para controlar a fadiga.

- **Cuidados com a pele:**
Se você tiver reações cutâneas devido à radioterapia ou terapia direcionada, siga as recomendações da sua equipe de saúde para cuidados com a pele. Use produtos suaves e sem perfume e evite a exposição solar.

- **Respiração e Função Pulmonar:**
Pratique exercícios de respiração profunda para melhorar a função pulmonar e aliviar a falta de ar. A reabilitação pulmonar pode ser benéfica para alguns pacientes.

- **Suporte emocional:**
Procure ajuda emocional de amigos, familiares ou organizações de apoio.

Aconselhamento ou terapia podem ajudá-lo a lidar com o impacto emocional do câncer e seu tratamento.

- **Higiene do Sono:**
  Priorize uma boa higiene do sono estabelecendo uma rotina de sono consistente, criando um ambiente de sono confortável e evitando estimulantes perto da hora de dormir.

- **Mantenha-se ativo e engajado:**
  Manter-se fisicamente ativo e envolvido em atividades que você gosta pode ajudar a melhorar seu humor e bem-estar geral.

- **Cessação do tabagismo e mudanças no estilo de vida:**
  Se você é fumante, parar de fumar é essencial para controlar o câncer de pulmão e melhorar sua saúde geral.

Lembre-se de que a experiência de cada paciente com sintomas e efeitos colaterais pode variar e que abordagens de tratamento individualizadas são cruciais.

A comunicação regular com a sua equipa de saúde e uma discussão aberta sobre os seus sintomas podem levar às estratégias mais eficazes e personalizadas para gerir os sintomas e efeitos secundários ao longo do seu percurso de tratamento do cancro do pulmão.

NUTRIÇÃO E DIETA NO TRATAMENTO DO CÂNCER

Manter uma nutrição adequada e uma dieta equilibrada são componentes cruciais do tratamento do cancro, incluindo o cancro do pulmão. Uma dieta bem planejada pode ajudar a apoiar o sistema imunológico, manter a força, controlar os efeitos colaterais relacionados ao tratamento e melhorar o bem-estar geral durante a jornada do câncer.

Aqui estão algumas considerações essenciais sobre nutrição e dieta no tratamento do câncer de pulmão:

- **Dieta balanceada:**

Procure uma dieta bem balanceada que inclua uma variedade de alimentos ricos em nutrientes. Consuma uma dieta rica em frutas, vegetais, grãos integrais, carnes magras e gorduras saudáveis.

- **Calorias e proteínas adequadas:**
O câncer e seus tratamentos podem aumentar as necessidades energéticas e proteicas do corpo. Certifique-se de consumir calorias e proteínas suficientes para manter a massa muscular e apoiar o processo de cura do corpo.

- **Hidratação:**
Manter-se hidratado é vital, especialmente durante tratamentos de câncer. Procure beber muitos líquidos ao longo do dia e consulte sua equipe de saúde sobre suas necessidades específicas de líquidos.

- **Alimentos Ricos em Fibras:**

Alimentos ricos em fibras, como frutas, vegetais e grãos integrais, podem ajudar a manter a saúde digestiva e prevenir a constipação, um efeito colateral comum de alguns tratamentos contra o câncer.

- **Limite alimentos processados e açúcares**:
  Reduza o consumo de alimentos processados e açucarados. Esses itens oferecem pouco valor nutricional e podem contribuir para inflamação e ganho de peso.

- **Escolha gorduras saudáveis:**
  Opte por gorduras saudáveis encontradas em fontes como abacate, nozes, sementes e azeite. Limite as gorduras saturadas e trans, frequentemente encontradas em alimentos fritos e processados.

- **Coma refeições pequenas e frequentes:**

Se sentir redução do apetite ou náusea devido aos tratamentos, tente fazer refeições menores e mais frequentes para tornar a alimentação mais administrável.

- **Gerenciar náuseas e alterações no paladar:**
Se os tratamentos contra o câncer causarem náuseas ou alterações no paladar, experimente consumir alimentos mais frios ou com sabores mais suaves. Usar hortelã-pimenta ou gengibre pode ajudar a reduzir as náuseas.

- **Abordar dificuldades de engolir:**
Se o câncer de pulmão afetar o esôfago ou a deglutição, opte por alimentos ou líquidos mais macios para tornar a alimentação mais confortável.

- **Suplementos nutricionais:**
Em alguns casos, a sua equipa de saúde

pode recomendar suplementos nutricionais, como batidos de proteína ou multivitaminas, para garantir que está a satisfazer as suas necessidades nutricionais.

- **Consulte um nutricionista:**
  Considere procurar orientação de um nutricionista registrado com experiência em oncologia. Um nutricionista pode criar um plano nutricional personalizado, adaptado às suas necessidades e tratamento específicos.

CAPÍTULO 8

PREVENÇÃO E REDUÇÃO DE RISCOS

A prevenção e a redução dos riscos são essenciais na luta contra o cancro do pulmão, uma das formas de cancro mais prevalentes e mortais em todo o mundo. Embora alguns fatores de risco, como a genética e o histórico familiar, não possam ser alterados, várias escolhas e intervenções de estilo de vida podem reduzir significativamente a probabilidade de desenvolver cancro do pulmão.

A implementação destas medidas preventivas pode ter um impacto substancial na redução da incidência do cancro do pulmão e na promoção da saúde geral. Aqui estão as principais estratégias para prevenção e redução de riscos:

Parar de fumar:
- O passo mais crítico na prevenção do

câncer de pulmão é parar de fumar e evitar completamente os produtos do tabaco.

- Se você é fumante, procure ajuda e apoio de profissionais de saúde para parar de fumar. Vários recursos, como aconselhamento, medicamentos e grupos de apoio, estão disponíveis para ajudá-lo nesse processo.
- Se você não fuma, evite a exposição ao fumo passivo, que também pode aumentar o risco de câncer de pulmão.

Evite exposições ambientais e ocupacionais:

- Minimize a exposição a substâncias nocivas no meio ambiente e no local de trabalho, como amianto, radônio, arsênico e certos produtos químicos industriais. Siga as diretrizes de segurança e use equipamento de proteção em ambientes de trabalho perigosos.

Escolhas dietéticas:

- Adote uma dieta bem balanceada que

inclua muitas frutas e vegetais, grãos saudáveis e proteínas magras. Esses alimentos são ricos em nutrientes essenciais e antioxidantes que apoiam a saúde geral e reduzem o risco de câncer.

Atividade física:

- Pratique atividades físicas regulares, como caminhar, correr ou andar de bicicleta, para manter um peso saudável e apoiar o sistema imunológico.

Limitar o consumo de álcool:

- Se precisar consumir álcool, faça-o com moderação. O consumo excessivo de álcool está associado a um risco aumentado de vários tipos de cancro, incluindo o cancro do pulmão.

Vacinação:

- A vacinação contra infecções como o papilomavírus humano (HPV) e a hepatite B pode reduzir o risco de certos tipos de cancro, incluindo alguns tipos de cancro do pulmão.

Exames de saúde regulares:
- Participe de exames e exames de saúde regulares, conforme recomendado pelo seu médico.
- A detecção precoce do câncer de pulmão ou de outros problemas de saúde pode levar a um tratamento mais eficaz e a melhores resultados.

Aconselhamento e testes genéticos:
- Se você tem histórico familiar de câncer de pulmão ou outros fatores de risco, considere aconselhamento e testes genéticos para avaliar seu perfil de risco.

Iniciativas de Saúde Pública:
- Apoiar e defender iniciativas de saúde pública destinadas ao controle do tabaco, à redução da poluição do ar e às regulamentações de segurança no local de trabalho.

Educação e Conscientização:

- Aumente a conscientização sobre o câncer de pulmão e seus fatores de risco em sua comunidade. Eduque outras pessoas sobre a importância da prevenção e redução de riscos.

Os esforços de prevenção e redução de riscos são componentes vitais para reduzir a incidência do cancro do pulmão e melhorar a saúde pública em geral. A implementação destas estratégias a nível individual e social pode contribuir para um declínio significativo nos casos de cancro do pulmão e salvar vidas.

Ao adoptar uma abordagem proactiva à prevenção e fazer escolhas de estilo de vida mais saudáveis, os indivíduos podem reduzir o risco de desenvolver cancro do pulmão e outras doenças evitáveis, conduzindo, em última análise, a uma comunidade mais saudável e vibrante.

CAPÍTULO 9

PROGNÓSTICO E TAXAS DE SOBREVIVÊNCIA

O prognóstico e as taxas de sobrevivência são aspectos essenciais para a compreensão dos resultados potenciais para indivíduos diagnosticados com câncer de pulmão. O prognóstico refere-se ao curso e resultado provável da doença, enquanto as taxas de sobrevivência fornecem uma estimativa da percentagem de pessoas que sobrevivem a um período específico após o diagnóstico.

É importante observar que a situação de cada pessoa é única e que fatores individuais podem influenciar o prognóstico e a sobrevivência. Aqui está um prognóstico abrangente e taxas de sobrevivência para câncer de pulmão:

FATORES PROGNÓSTICOS
Fatores prognósticos são características e

variáveis que os profissionais de saúde consideram ao estimar o resultado provável do câncer de pulmão. Alguns fatores prognósticos importantes incluem:

- **Estágio do câncer**: O estágio do câncer de pulmão no momento do diagnóstico é um fator crucial. Os cânceres em estágio inicial confinados aos pulmões geralmente têm um prognóstico melhor do que os cânceres em estágio avançado que se espalharam para órgãos distantes.
- **Tipo de câncer:** O câncer de pulmão de células não pequenas (CPNPC) geralmente tem um prognóstico melhor do que o câncer de pulmão de células pequenas (CPPC), que tende a ser mais agressivo.
- **Status de desempenho:** A saúde geral e a capacidade funcional do paciente (status de

desempenho) podem influenciar o prognóstico. Indivíduos com melhor saúde geralmente apresentam melhores resultados.

- **Mutações Genéticas**: Mutações genéticas específicas no câncer de pulmão podem afetar a resposta ao tratamento e o prognóstico. Algumas mutações podem responder bem a terapias direcionadas, levando a melhores taxas de sobrevivência.

TAXAS DE SOBREVIVÊNCIA

- As taxas de sobrevivência fornecem uma estimativa da percentagem de pessoas que sobrevivem a um período específico após o diagnóstico de cancro do pulmão. Estas taxas são frequentemente apresentadas como taxas de sobrevivência de 5 anos, que representam a proporção de pacientes que estão vivos cinco anos após o diagnóstico.

- É essencial compreender que as taxas de sobrevivência são baseadas em dados de casos anteriores e podem não refletir os avanços mais atuais do tratamento ou as circunstâncias individuais.

SOBREVIVÊNCIA GERAL (OS) E SOBREVIVÊNCIA SEM PROGRESSÃO (PFS)

- OS refere-se ao período de tempo desde o diagnóstico ou início do tratamento atémorte por qualquer causa. A PFS, por outro lado, refere-se ao período de tempo durante o qual o câncer não progride ou piora.
- Tanto a OS como a PFS são medidas importantes da eficácia do tratamento e do controlo da doença.

FATORES QUE INFLUENCIAM AS TAXAS DE SOBREVIVÊNCIA

- As taxas de sobrevivência podem variar com base em vários fatores, incluindo o estágio e tipo de câncer de pulmão, resposta ao tratamento, saúde geral, idade e escolhas de estilo de vida.

- A detecção precoce e a intervenção oportuna podem impactar significativamente as taxas de sobrevivência, uma vez que o câncer de pulmão é mais tratável em estágios iniciais.

AVANÇOS NO TRATAMENTO

- Os avanços no tratamento do câncer de pulmão levaram a melhores taxas de sobrevivência ao longo dos anos, particularmente com o advento de terapias direcionadas e imunoterapias.

ENSAIOS CLÍNICOS E TERAPIAS EMERGENTES

- Os ensaios clínicos oferecem esperança de melhorias adicionais nas taxas de sobrevivência, proporcionando acesso a novos tratamentos e terapias ainda não amplamente disponíveis.

LIDAR COM O PROGNÓSTICO

- Para os pacientes e suas famílias, saber que têm câncer de pulmão pode ser emocionalmente difícil. É essencial buscar apoio emocional, aconselhamento e acesso a grupos de apoio para lidar com os desafios e incertezas.

PROGNÓSTICO INDIVIDUAL

- É importante lembrar que o prognóstico de cada pessoa é único e os resultados individuais podem diferir dos dados estatísticos.

As taxas de sobrevivência e o prognóstico devem ser discutidos com os profissionais de saúde para obter uma melhor compreensão da situação específica de um indivíduo.

O panorama do tratamento do cancro do pulmão está em constante evolução, e a detecção precoce, a intervenção atempada e os cuidados abrangentes desempenham papéis significativos na melhoria das taxas de sobrevivência e na melhoria da qualidade de vida dos indivíduos afectados pelo cancro do pulmão.

A comunicação aberta, um forte sistema de apoio e o acesso aos mais recentes avanços no tratamento do cancro do pulmão podem ter um impacto positivo na jornada dos pacientes e das suas famílias que enfrentam esta doença desafiadora.

VIVER COM CÂNCER DE PULMÃO

O diagnóstico de câncer de pulmão pode trazer mudanças e desafios significativos para a vida de uma pessoa e de seus entes queridos. Viver com câncer de pulmão envolve adaptação aos aspectos físicos, emocionais e práticos da doença, mantendo a melhor qualidade de vida possível.

Com os avanços no tratamento e nos cuidados de suporte, muitos indivíduos com câncer de pulmão podem levar uma vida plena. Aqui está uma visão geral de como viver com câncer de pulmão:

1. CUIDADOS MÉDICOS E TRATAMENTO

- Exames médicos regulares, acompanhamentos e sessões de tratamento são essenciais para o manejo eficaz do câncer de pulmão. Trabalhe em estreita colaboração com sua equipe de saúde para se manter informado sobre seu plano de tratamento e quaisquer ajustes necessários.

2. GERENCIAMENTO DE SINTOMAS

- O câncer de pulmão e seus tratamentos podem causar diversos sintomas, como dor, falta de ar, fadiga e náusea. O gerenciamento eficaz dos sintomas e os cuidados paliativos podem ajudar a aliviar o desconforto e melhorar o bem-estar geral.

3. APOIO EMOCIONAL

- Um diagnóstico de câncer de pulmão pode evocar emoções fortes, incluindo medo, ansiedade, tristeza e incerteza. Buscar apoio emocional por meio de aconselhamento, terapia ou grupos de apoio pode ajudar os indivíduos e suas famílias a lidar com o impacto emocional da doença.

4. ESCOLHAS DE ESTILO DE VIDA

- A adoção de um estilo de vida saudável pode impactar positivamente a convivência com o câncer de pulmão. Isto inclui manter uma dieta equilibrada, praticar atividade física regular conforme recomendado pelos profissionais de saúde e evitar o tabaco e exposições ambientais prejudiciais.

5. ESTRATÉGIAS DE ENFRENTAMENTO

- O desenvolvimento de estratégias de enfrentamento eficazes pode ajudar a gerenciar os desafios emocionais de viver com câncer de pulmão. Isso pode incluir práticas de atenção plena, técnicas de relaxamento, atividades criativas ou encontrar consolo na conexão com outras pessoas que compartilham experiências semelhantes.

6. COMUNICAÇÃO COM OS AMADOS

- A comunicação aberta com familiares e amigos sobre o diagnóstico, tratamento e necessidades pessoais pode promover um ambiente de apoio e fortalecer relacionamentos.

7. DEFENDENDO-SE

- Assumir um papel ativo no seu cuidado e ser seu defensor pode garantir que sua voz seja ouvida e que suas preocupações sejam abordadas.

8. PARTICIPAÇÃO EM ENSAIOS CLÍNICOS

- Para alguns indivíduos, a participação

em ensaios clínicos pode oferecer acesso a tratamentos de ponta e contribuir para avanços na pesquisa do câncer de pulmão.

9. GERENCIANDO PREOCUPAÇÕES FINANCEIRAS

- O tratamento do câncer de pulmão e despesas relacionadas podem ser financeiramente desafiadores. Explore os recursos e serviços de suporte disponíveis para ajudar a gerenciar preocupações financeiras.

10. PLANEJAMENTO DE FIM DE VIDA, SE APLICÁVEL

- Para indivíduos com câncer de pulmão avançado, discutir as preferências de cuidados no final da vida com seus entes queridos e profissionais de saúde pode proporcionar tranquilidade e garantir que os desejos sejam respeitados.

11. FOCO NA QUALIDADE DE VIDA

- Ao conviver com câncer de pulmão,

priorize atividades e experiências que tragam alegria e realização. Concentre-se na qualidade de vida e encontre sentido no momento presente.

12. DEFENDENDO A CONSCIENTIZAÇÃO DO CÂNCER DE PULMÃO

- Algumas pessoas encontram poder na defesa da conscientização sobre o câncer de pulmão, no apoio aos esforços de pesquisa e na promoção de iniciativas de controle do tabaco.

Viver com câncer de pulmão requer uma abordagem abrangente que aborde os aspectos físicos, emocionais e práticos da doença. Com o apoio dos profissionais de saúde, da família, dos amigos e da comunidade em geral, os indivíduos afetados pelo cancro do pulmão podem enfrentar os desafios e as incertezas da viagem enquanto encontram esperança, força e resiliência.

É essencial lembrar que a experiência de cada pessoa é única e que o cuidado e o apoio personalizados são cruciais para melhorar o bem-estar geral e a qualidade de vida das pessoas que vivem com cancro do pulmão.

CONCLUSÃO

ENTENDENDO O CÂNCER DE PULMÃO PARA MELHOR GERENCIAMENTO E CONSCIENTIZAÇÃO

O cancro do pulmão continua a ser um dos desafios de saúde mais significativos em todo o mundo, afetando milhões de indivíduos e suas famílias. Esta doença devastadora não só representa um fardo físico e emocional, mas também sublinha a importância da prevenção, da detecção precoce e dos avanços no tratamento.

O conhecimento abrangente sobre o câncer de pulmão é essencial tanto para os pacientes quanto para a comunidade em geral. A compreensão dos fatores de risco, sintomas, diagnóstico e opções de tratamento capacita os indivíduos a tomar medidas proativas na redução do risco, buscando atendimento médico prontamente e tomando decisões informadas sobre seus cuidados.

Os esforços de prevenção, centrados principalmente na cessação do tabagismo e na prevenção da exposição a agentes cancerígenos ambientais, desempenham um papel fundamental na redução da incidência do cancro do pulmão. A detecção precoce através de programas de rastreio pode melhorar os resultados do tratamento, identificando o cancro do pulmão em fases mais controláveis, quando as opções curativas são viáveis.

Para aqueles que enfrentam um diagnóstico de cancro do pulmão, o acesso a uma equipa de saúde multidisciplinar e a serviços de cuidados paliativos é crucial. Estas abordagens abrangentes priorizam não apenas o manejo da doença, mas também o bem-estar geral e a qualidade de vida do paciente. À medida que os avanços no tratamento continuam a evoluir, novas terapias, agentes direcionados e imunoterapias oferecem uma nova esperança aos pacientes, contribuindo para melhores taxas de sobrevivência e sobrevivência prolongada.

As iniciativas de sensibilização e sensibilização do público são fundamentais para gerar apoio à investigação do cancro do pulmão, garantir o financiamento de ensaios clínicos vitais e acabar com o estigma associado à doença. O aumento da conscientização promove um ambiente de apoio para os pacientes e suas famílias, promovendo empatia, compaixão e compreensão.

O cancro do pulmão exige a nossa atenção colectiva e esforços concertados para combater o seu impacto. Ao combinar prevenção, detecção precoce, tratamentos personalizados e sistemas de apoio robustos, podemos esforçar-nos por reduzir o fardo do cancro do pulmão e melhorar a vida das pessoas afectadas por esta doença formidável.

Com investigação contínua, maior consciencialização e dedicação inabalável, podemos aproximar-nos de um futuro onde o cancro do pulmão seja gerido de forma mais eficaz, se não erradicado, para o benefício das gerações vindouras.

Apreciação

Prezados Clientes,

Gostaríamos de expressar nossa sincera gratidão por escolher nosso livro e nos confiar seu tempo. Seu apoio inabalável e feedback perspicaz são muito apreciados.

Agradecemos sinceramente sua ajuda no envio de uma avaliação honesta, à medida que nos esforçamos continuamente para melhorar nosso trabalho e produzir informações impactantes.

Suas resenhas são extremamente valiosas não apenas para nós, como autores, mas também para possíveis leitores em busca de informações. Respeitamos sinceramente suas opiniões e comentários, quer você tenha achado nosso livro incrível ou acredite que houve falhas. Seu feedback é uma fonte contínua de inspiração para desenvolvermos histórias que sejam verdadeiramente significativas para você.

Agradeceríamos se você dedicasse alguns minutos para deixar uma resenha na Amazon, pois suas palavras têm o potencial de impactar dramaticamente o sucesso e o alcance de nosso livro, permitindo que ele alcance um público maior. ser longo ou complicado. Simplesmente expressar suas idéias honestas, enfatizar aspectos que estão relacionados a você ou sublinhar componentes notáveis seria bastante benéfico.

Queremos agradecer novamente por fazer parte de nossa jornada como autores. Valorizamos tremendamente seu apoio e participação contínuos. Estamos ansiosos para ler suas avaliações e crescer junto com você.

Atenciosamente,

www.ingramcontent.com/pod-product-compliance
Lightning Source LLC
Chambersburg PA
CBHW062347290526
45794CB00005B/2127